MÉDECINE COMPARÉE,

OU

CONCORDANCE

DES MALADIES ÉPIZOOTIQUES

AVEC

LES MALADIES ANALOGUES

DE L'ESPÈCE HUMAINE.

Cet Ouvrage peut être regardé comme faisant suite à un *Traité de l'Air et des Lieux* (*), du même Auteur; M. d'*Audebert* étant dans l'intention de publier successivement l'Histoire générale méthodique des épizooties et des épidémies.

(*) Sous ce titre : EXPOSÉ DES TEMPÉRATURES, dans lequel on traite, par aphorismes, des divers états de l'atmosphère et des influences de l'air et des pays sur l'homme, les animaux et les plantes. *Se trouve aussi chez Madame* HUZARD.

DES EXANTHÊMES

ÉPIZOOTIQUES,

ET PARTICULIÈREMENT

DE LA CLAVELÉE ET DE LA VACCINE

RAPPROCHÉES DE LA PETITE VÉROLE HUMAINE.

Fragment d'un Traité de Médecine comparée,

Lu à la Classe des Sciences de l'Institut national de France, le 18 Nivose an XII, et présenté en forme de Dissertation, à l'École de Médecine de Paris,

PAR M. CHAVASSIEU D'AUDEBERT,
Élève et Docteur-Médecin de cette École.

A PARIS,
Chez Madame HUZARD, rue de l'Éperon, N°. 11.

AN XII (1804).

Quod si morbi cujuslibet historiam diligenter perspectam haberem, par malo remedium nunquàm non scirem adferre, variis ejusdem phænomenis viam quâ mihi incedendum foret haud dubiam præmonstrantibus; quæ quidem phænomena, si inter se sedulò conferantur, manu quasi ducerent ad judicationes illas maximè obvias quæ ex intimo naturæ sensu, non verò phantasiæ erroribus depromuntur.

SYDENHAM.

A MONSIEUR

B. G. E. L. LACÉPÈDE,

Grand Chancelier de la Légion d'Honneur, Sénateur, Membre de l'Institut et de plusieurs Corps Savans, et Professeur d'Histoire Naturelle au Muséum de Paris.

MONSIEUR,

Votre suffrage, qu'il m'est si doux d'obtenir, a devancé la publication d'un Ouvrage que j'ai entrepris sur les maladies des animaux, et particulièrement sur les épizooties comparées aux maladies épidémiques de l'espèce humaine. Les gens de l'art et les naturalistes à qui je viens soumettre cette esquisse de mon travail, ne verront plus dans votre indulgence que l'intention où vous étiez d'encourager un genre de recherches qui exige du tems et de l'assiduité. Si mon admiration pour vous, Monsieur, si mes efforts, peuvent faire pardonner à l'insuffisance de mes moyens, je jouirai avec moins de crainte des marques de votre estime et de votre bonté.

Agréez, Monsieur, l'expression d'un sentiment vrai et d'un respect profond.

CHAVASSIEU D'AUDEBERT.

Paris, ce 20 Décembre 1803. (An XII.)

ÉPIZOOTIES EXANTHÉMATIQUES.

Des circonstances particulières impriment aux maladies des déterminations et une marche critique diverses. Les exanthêmes, principalement, sont sujets à ces transformations. Les saisons, les âges, la nature du sujet, favorisent, détournent ou dénaturent l'éruption, sans que l'on puisse dire, pour cela, que la forme essentielle de l'affection ait changé. C'est ainsi qu'une telle maladie qui se terminerait en automne par un cours de ventre, et en hiver par une distillation nasale ou un flux d'expectoration, finira par des hémorragies actives et critiques au commencement du printems, par des aphtes aux approches de l'été, et par des éruptions cutanées, ou des vomissemens, dans le cours de cette dernière saison.

J'ai soigné, sur la fin du mois de Juin dernier, trois jeunes personnes malades, dans le même appartement, d'une fièvre scarlatine régulière et bénigne ; la quatrième personne de la maison, qui avait soin des trois autres, et qui était plus âgée, éprouva la même maladie avec les mêmes intervalles ; il n'y eut de différence que pour l'éruption, qui n'eut pas lieu chez elle, et qui fut remplacée par des sueurs.

Lorsque l'influence de la température, ou de toute autre cause commune, est bien prononcée, elle agit même sur les maladies sporadiques ou intercurrentes et de caractère très-varié, elle les assujétit au mode de la constitution. *Hippocrate* et *Sydenham* ont très-bien vu que la saison ou l'épidémie dominante fait rentrer les cas les plus divers dans le génie qui lui est propre ; autrement dit, les rapproche par certains côtés du cours général des maladies.

Le printems et l'été, voilà les saisons des maladies éruptives. Un été pluvieux, sur-tout, leur donne beaucoup de prise ; tel fut celui de 1747, à Paris, remarquable par des sueurs considérables, des exanthêmes et la suette. « Si l'été est semblable au printems, dit » *Hippocrate*, il faut s'attendre à beaucoup » de sueurs dans les fièvres. » La seconde condition qui facilite les exanthêmes, c'est l'âge tendre et la jeunesse. Dans l'âge avancé, le principe vital se réfléchit sur l'intérieur des organes ; sa force expansive cesse ou tarde de produire au dehors ces crises promtes et heureuses qui annoncent sa force et son action. D'ailleurs, l'organe cutané perd de sa souplesse, de sa porosité, et même une partie de sa tension et de sa faculté irritable. Il est facile de juger combien toutes ces conditions influent sur les mouvemens des maladies : aussi voit-on chez les animaux, presque autant de différences dans les maladies éruptives, qu'il y en a dans la forme de leurs tégumens. Celles de ces maladies qu'il importe davantage de suivre attentivement, et que l'on connait le mieux, ce sont les exanthêmes des quadrupèdes : chez eux, les éruptions ne se préparent ni ne s'exécutent pas facilement et d'une façon douce et régulière comme dans l'homme. Les fièvres miliaires simples, les fièvres pétéchiales, la scarlatine, la rougeole, en un mot, les éruptions distinctes qui ont lieu chez nous, par des points très-multipliés de la peau, ne se rencontrent presque jamais sur les quadrupèdes, sur-tout parmi les grands animaux de cette classe. Mais on voit chez eux de larges taches vives, brunes ou livides; de gros boutons aux endroits les moins garnis de poils, comme la tête, le cou, le pli des cuisses et les mamelles; de vastes érésipèles malins, et plus souvent encore de grosses tumeurs qui prennent facilement l'apparence du sphacèle, et les terminaisons de la gangrène. Il arrive quelquefois de voir parmi eux les maladies éruptives, comme la petite vérole du mouton, se faire par un dépôt unique qui se jète sur l'œil et le détruit, sur le pied et fait tomber la corne. L'on peut dire que, chez ces animaux, le caractère du mal s'irrite et s'aggrave par les difficultés qu'il rencontre à se faire jour au dehors, et que le désordre et l'étendue des ulcères et des dépôts sont en raison des obstacles ou de la réaction de l'organe cutané.

LES APHTES.

Les surfaces membraneuses de l'ésophage et de l'intérieur de la bouche n'offrent point, comme les tégumens, la résistance dont nous venons de parler : aussi voyons-nous les aphtes des troupeaux se rapprocher beaucoup de la même éruption dans l'espèce humaine, et se former par des circonstances analogues, c'est-à-dire, le plus souvent lorsque les organes de la respiration, et sur-tout les voies digestives, sont affectés de maladies putrides. Il est très-commun de voir les aphtes paraitre avec les cours de ventre : ils furent un symptôme de la dysenterie des vaches, en 1771.

Il importe de remarquer que les aphtes, ceux du moins qui ne surviennent pas dans les péripneumonies graves, ni dans les dysenteries pestilentielles, ont rarement des suites funestes. Le danger des éruptions est donc, aussi bien que la force des symptômes, une conséquence assez ordinaire de la rigidité et de la résistance des surfaces. La médecine humaine confirme cette vérité par plusieurs faits de ce genre. Personne n'ignore que la petite vérole est bien plus dangereuse dans les personnes âgées; elle devient grave et difficile, même chez les jeunes sujets, lorsqu'une longue température aride a desséché et endurci le tissu de la peau. La pratique de la médecine retire, dans ces sortes de cas, beaucoup d'avantages de l'emploi des bains chauds. Toutes les relations s'accordent sur les ravages que fait la petite vérole parmi les sauvages de l'Amérique.

Sur ce dernier fait, nous admettrons volontiers l'explication que donne *Volney* (1), en l'attribuant à l'endurcissement de la peau, disposition naturelle pour des corps exposés aux impressions continuelles de l'air et aux météores. Les Nègres ne sont pas plus épargnés par la même maladie, sans doute par une cause semblable et par leur constitution originelle ; on ne peut même guère douter que cette astriction de la peau ne contribue grandement à ces symptômes spasmodiques, qui rendent si souvent mortelles leurs moindres blessures.

Les aphtes composèrent le fond de la maladie des bœufs dans le Frioul, à Venise et à Véronne, en 1514. Le mal se jugeait souvent par un dépôt critique qui se formait lentement sur les épaules ou sur les pieds, et ceux en qui cela arrivait se sauvaient presque tous : ceux, au contraire, chez qui cette crise extérieure n'avait pas lieu, mouraient pour l'ordinaire. (Voyez *Fracastor.*)

Dans la Moravie, en 1764, les bœufs, les brebis, les chèvres, les porcs, furent attaqués

(1) Dans son *Tableau du Sol et du Climat des États-Unis d'Amérique.*

d'aphtes; ils étaient contagieux (comme ils paraissent l'être toujours); le lait des vaches malades les communiquait aux hommes mêmes. Les aphtes commençaient à se montrer le deuxième, troisième ou quatrième jour; le septième, ils se convertissaient en croûtes pour se détacher; et dès ce moment, il naissait des tumeurs critiques sur la partie postérieure de l'un ou de l'autre ongle, qui, le plus souvent, abcédait. Quelques bœufs et presque toutes les brebis perdirent leurs ongles : au demeurant, il en périt très-peu. Les porcs furent un peu plus maltraités, et la plupart de ceux qui échappèrent perdirent l'ongle.

En 1763, et au commencement de 1764, la même maladie s'étendit, dans presque toute la France, sur les bêtes à cornes, et en quelques endroits, sur les chevaux.

Dans les années 1776, 1785, et pendant l'hiver de 1786, on observa les aphtes sur les bestiaux de plusieurs campagnes aux environs de Moulins.

C'est aux aphtes qu'il faut rapporter ce qu'on appèle noir-museau, bouquet, muguet, (le *mentigo* de *Columelle*) : c'est la même éruption qui affecte souvent la bouche des jeunes animaux, tels que les poulains, les agneaux, les chevreaus. Dans ces deux dernières espèces, on observe fréquemment que les lèvres et l'extérieur de la bouche se couvrent d'une croûte brune.

Ce mal est contagieux, et peut devenir général dans un troupeau. En 1778, il fut épizootique parmi les moutons de Poix, en Picardie.

LA PETITE VÉROLE.

On désigne sous le nom de claveau, ou clavelée, et par un grand nombre d'autres dénominations qu'il est inutile de rappeler ici, la petite vérole des moutons; elle est une de leurs maladies les plus fréquentes, et constitue souvent chez eux des épizooties graves et très-contagieuses : ces animaux sont sujets au claveau discret ou benin, et d'autres fois, à être affectés du claveau cristallin, ou confluent. Il n'y a pas d'exemple que la petite vérole se soit manifestée sur le cheval, l'âne, le bœuf et la chèvre; on a même inutilement cherché à la communiquer aux trois premiers de ces animaux, par l'inoculation du virus humain.

Cependant on a découvert, dans ces dernières années, des traces de la petite vérole sur quelques vaches du Holstein et de l'Irlande. Déjà, les leçons de l'expérience, qui, dans les travaux utiles, précèdent presque toujours, et assujétissent le raisonnement, montrent aux amis de l'humanité un heureux moyen de délivrer l'espèce humaine d'une affreuse infirmité. Il manque à cette découverte le tems, qui en consacrera vraisemblablement les avantages; mais elle a pour elle des essais multipliés. Jamais une invention utile n'a été, dans un si court espace, soumise à d'aussi nombreuses épreuves, n'a éveillé autant d'attention, ni touché de plus prochains intérêts. La vaccine a donc, jusqu'à ce moment, toutes les preuves que doivent exiger des esprits justes, exemts d'amour-propre et de toute autre passion : rien ne dément les heureuses espérances qu'elle nous fait concevoir.

Une police active, le progrès des mœurs, ont fait disparaitre de nos contrées la lèpre, maladie qui nous était étrangère. Nous gardons cependant encore chez nous des maux contagieux qui ne nous appartiennent pas davantage : la petite vérole et les maladies vénériennes s'entretiennent par la durée et le contact des miasmes. Peut-être un jour les éloignera-t-on comme on éloigne la peste. Alors, nous aurons laissé à la zone torride les funestes présens qu'elle nous a faits.

Mais des résultats de cette nature et de cette importance exigent des précautions si continuelles, si étendues, qu'il est bien permis de n'entrevoir le succès que dans un grand éloignement. Malgré la certitude des causes et la connaissance des véritables mesures, que peut l'œil de la science sur des intérêts trop divers, sur des passions toujours agissantes, et contre des désordres sans cesse renaissans ?

Revenons à la vaccine, et contentons-nous de la regarder comme une ressource pour les gens raisonnables et prudens, comme le contre-poids d'un mal qui restera long-tems au milieu de nous; en un mot, comme le remède de notre imprévoyance. Ses détracteurs sont en petit nombre, et le seul malheur serait qu'elle n'en eût pas. En considérant simplement la vaccine dans son pouvoir préservateur, c'est-à-dire, dans ses effets antivarioliques, on rencontre une série de faits tellement variés et tellement d'accord, qu'ils emportent la conviction. Et à cet égard, ceux qui ont forcé ou prolongé leurs objections, se sont placés bien près de l'absurdité ou de

la

la mauvaise foi. Il faut aussi convenir qu'en donnant trop de poids à ces dénégations, en cherchant à fournir des preuves de rigueur, ceux qui ont défendu la vaccine ont agi avec quelque imprudence. C'était compromettre cette nouvelle inoculation, que de vouloir la prouver sans réserve. Il suffirait, sans doute, qu'elle offrît de nouvelles et plus heureuses probabilités, qu'elle éloignât les chances et les périls, pour qu'elle fût déjà un grand bienfait. Que pourraient, contre les effets heureux qu'on obtient de toutes parts, quelques exceptions, en supposant que ces exceptions ne résultassent pas de l'impéritie ou de l'inclairvoyance? Nous ne jouirions de rien, si nous cherchions un bien absolu, une science sans obscurités, ou des moyens qui ne nous manquent jamais. Cependant, ceux des adversaires de la vaccine qui ont bien voulu admettre ce que tout le monde sait, et qui n'ont pas prétendu mieux voir et mieux faire qu'un grand nombre de médecins impartiaux et éclairés, qui ont justifié la confiance et les espérances publiques, se sont jetés dans des difficultés accessoires et vaines. Le fait était prouvé; il devenait inutile de raisonner sur le pourquoi et le comment: les résultats n'ont offert nul accident d'aucune nature ; il n'y avait donc pas lieu à inspirer des craintes sur des maux éventuels, qui n'ont pour fondement que des suppositions chimériques. Enfin, l'on a été réduit à employer le doute, les présomptions et les raisonnemens négatifs, contre des faits avérés, contre un procédé justifié par tout ce qu'il présente de réel et de positif. Il suffirait certainement de renvoyer ces imputations vagues et sans appui, dans la foule des jugemens spécieux et controuvés ; mais comme elles peuvent avoir jeté de l'embarras dans quelques esprits, et qu'elles donnent lieu de faire des rapprochemens entre les contagions de l'homme et celles des animaux, nous examinerons de plus près les deux objections les plus sérieuses qu'on ait opposées à la vaccine.

On a d'abord douté qu'un moyen qui faisait si peu de sensation dans l'économie animale pût être une crise sensible et suffisante de la petite vérole. Il faut faire bien peu d'attention aux principaux procédés de la nature et à ses opérations secrètes, il faut être peu accoutumé aux mouvemens intimes et au cours inaperçu des maladies, pour se faire une pareille difficulté, et s'étonner d'un changement que l'on ne refuse d'admettre que parce qu'on ne le conçoit pas. Concevons-nous que la sortie de quelques gouttes de sang calme une douleur atroce, ou bien appaise une frénésie ; qu'un vomissement, ou de légères évacuations dissipent une fièvre ardente ; qu'une simple habitude, un acclimatement plus ou moins long, change nos dispositions intérieures, au point de nous exemter de certains effets du climat et de plusieurs sortes de maladies ? Concevons-nous qu'une petite suppuration détourne les influences des miasmes pestilentiels, et détruise les furieux symptômes de la peste ? Voilà des effets considérables, qui cèdent à des moyens à peine sensibles ; il en est de même une infinité d'autres, qui sont produits par des agens aussi peu proportionnés. Nous imaginerions vainement quelque rapport entre les vapeurs des sumacs, des bella dona, et les irritations qui en sont les suites immédiates. Nous ne savons pas expliquer l'action de quelques grains d'opium sur notre individu tout entier ; nous ne pouvons ni saisir, ni analyser la molécule qui produit les épouvantables effets de la rage. Le principe de la vie, qui opère de si grandes choses avec de tels moyens, est moins étonnant encore, lorsqu'il ne fait que modifier le virus variolique et changer la disposition du corps par l'action de ce virus lui-même. Et d'ailleurs, ce principe, dont l'activité tourne quelquefois à notre perte, nous avons mille occasions d'observer et de reconnaitre sa puissance, quand il s'agit de notre conservation.

En second lieu, on a fait appréhender que cette nouvelle inoculation n'introduisît dans l'espèce humaine des maux inconnus : il est impossible d'abuser davantage de notre crédulité. Où se trouvent le nombre et la complication des maladies? Est-ce parmi les animaux, dont la vie est si simple, les passions si calmes et les besoins si peu diversifiés; ou bien dans l'homme, qui abuse de ses forces, qui pervertit ses facultés et change la destination des choses consacrées à son usage (1)? L'on pourrait établir comme une vérité incontestable, que le nombre et l'intensité des maladies diminuent à mesure que l'organisation se simplifie, et sous ce point de vue, la machine humaine, qui est la plus compliquée et la plus parfaite de toutes les organisations,

(1) L'on sent bien que, dans tout ceci, je n'entens que l'homme physique : je ne crois pas qu'on puisse étendre le sens de mes expressions.

éprouve aussi les chocs et les dérangemens les plus multipliés. Mais il est une autre échelle qui va nous servir à graduer les maladies, c'est le régime, autrement le genre de vie; ce qui comprend la nourriture, l'exercice des animaux, et l'espèce de milieu ou d'atmosphère dans laquelle ils vivent. Et sans entrer dans de trop grands développemens, je dois dire encore que l'expérience s'accorde pleinement avec la première idée qui se présente, comme une conséquence de l'uniformité des besoins et de la simplification des organes. Les animaux que nous enchaînons près de nous, qui se nourrissent de nos alimens, qui perdent ou qui varient considérablement leurs couleurs et leurs formes originelles, sont aussi ceux qui participent davantage à nos maladies fluxionnaires, à nos cachexies, à nos affections nerveuses. D'autres espèces, comme le cheval et la brebis, qui se nourrissent de végétaux, mais qui ne sont point faits pour les climats trop variables et trop humides, contractent aussi des infirmités qui ne leur sont pas naturelles : elles revêtent les maladies de ces climats; elles en souffrent d'autant plus, que les lieux où on les transplante diffèrent davantage de ceux qui conviennent à leur constitution. Ces espèces s'appauvrissent et dégénèrent, à mesure qu'elles sont plus profondément altérées dans leurs formes et forcées dans leurs habitudes.

Malgré toutes ces causes d'altération, il est encore vrai que les animaux sont sujets à moins de maladies que nous, et qu'elles sont chez eux beaucoup plus rares. N'allons pas nous récrier sur ces terribles épizooties qui dépeuplent quelquefois de vastes étendues de pays. La cause de ces ravages est bien connue. Il ne faut pas imputer à la nature des animaux les conséquences du mal : ces conséquences nous appartiennent; c'est nous qui rapprochons ces animaux, qui les entassons dans des lieux infects, qui portons d'un endroit à l'autre les miasmes des maladies, exaltés par un si mauvais entretien. Lorsqu'on voit les bêtes sauvages frappées des mêmes épizooties contagieuses, mourir dans le fond de leurs retraites, l'on peut toujours être certain que les germes de la maladie leur viennent des animaux en société. L'homme n'a donc, par rapport à ces maladies universelles, d'autre avantage sur les animaux, que de pouvoir s'éloigner des foyers du mal, par une extrême surveillance. Que deviendrait l'espèce humaine, si de sages mesures ne mettaient pas des bornes à la contagion ? Elle périrait sans doute, si, dans les tems de peste, d'utiles séparations ne faisaient ce que fait la nature pour les hommes et les animaux isolés.

Il est vrai que les animaux carnassiers, comme le chien et le chat, transmettent à l'homme, ou plutôt lui rendent des dartres et des gales rebelles qu'ils en ont reçues ; mais ces maladies sont à-la-fois et plus bénignes et beaucoup plus rares sur les animaux herbivores, dont la nourriture est douce et frugale. L'on peut citer la gale du cheval et du bœuf : lorsque l'homme la reçoit d'eux, il en guérit avec une grande facilité (1).

---

(1) Il n'est pas ordinaire, ou même très-démontré, que la gale du cheval se transmette aux hommes. On entend souvent, il est vrai, les gens d'écurie imputer à des chevaux malades la gale qu'ils ont eux-mêmes contractée. Il y a trop de raisons de douter de la cause qu'ils accusent. Ce qu'il y a de certain, au contraire, c'est que des artistes vétérinaires dignes de foi, tels que MM. *Huzard* et *Desplas*, se sont trouvés dans le cas de visiter des centaines de chevaux galeux, pendant plusieurs jours de suite, sans prendre beaucoup de précautions, et que jamais ils n'ont gagné la maladie de ces animaux. C'est à de pareils observateurs qu'il convient de s'en rapporter.

Voici un autre fait que je dois aux mêmes personnes, et qu'il est important de noter. En 1798, sept ou huit

Maintenant, nous pouvons appliquer toutes ces données et étendre notre raisonnement,

---

chevaux d'un régiment, à Paris, furent pris des symptômes les plus violens d'hydrophobie et de l'envie de mordre, et moururent. On ne sut à quoi attribuer cette maladie ; on n'est pas même bien convenu de sa véritable nature. Je crois, en effet, qu'il est difficile de l'expliquer, si l'on ne suppose pas que quelque chien vagabond et enragé aura pu infecter les écuries par le moyen de sa bave. Quoi qu'il en soit, il est certain que ces chevaux en mordirent d'autres, sans que ceux-ci aient rien éprouvé. Un homme même eut la poitrine et le bras déchirés par des morsures ; les plaies furent traitées de la manière la plus simple et n'entraînèrent aucun accident. Au surplus, il est bon de ne pas trop presser les conséquences, jusqu'à ce que de nouvelles rencontres les aient appuyées davantage. Je ne dois pas taire que M. *Huzard* a regardé la maladie de ces huit chevaux comme une inflammation aiguë du foie. On a trouvé effectivement, dans tous, le diaphragme, ainsi que les membranes intérieures de la gorge, enflammés, le foie rembruni, ramolli et pulpeux ; mais il faudrait décider, par d'autres observations, si l'hépatitis, maladie assez peu fréquente, s'accompagne d'ordinaire de l'envie de mordre et de l'horreur de l'eau ; ou bien déterminer jusqu'à quel point la rage peut altérer la substance du foie et occasionner l'inflammation du diaphragme, comme elle fait pour les membranes de la gorge. Au reste, M. *Huzard* et plusieurs vétérinaires pensent que les herbivores reçoivent la rage, mais ne la transmettent pas.

puisqu'il va se confondre avec les circonstances qui sont propres à la vaccine. Sans doute, en revenant aux idées les plus simples et aux faits les mieux constatés, loin de craindre de vaines complications des maladies des animaux avec les nôtres, nous devons plutôt regarder leurs organes (au moins ceux des animaux herbivores qui vivent dans leur climat naturel, avec une certaine liberté, tels que le bœuf) comme des filières où les principes de nos maladies peuvent, dans certains cas, s'élaborer et recevoir une utile simplification. Si le virus de la petite vérole, fixé à la superficie du corps humain par le procédé de l'ancienne inoculation, et n'affectant cette surface que par un seul point, perd tellement de son acrimonie ou de son activité, il faut que ce virus s'adoucisse encore plus dans le corps des bêtes à cornes, et sur-tout quand il s'y montre sur un seul point glanduleux, comme à la mamelle de la vache. Chez elle, la petite vérole qui parcourt ailleurs ses périodes avec promtitude, parait s'entretenir et se juger avec le calme et la lenteur d'une affection chronique. Or, les maladies aiguës de leur nature, sont en général d'autant moins dangereuses, qu'elles se terminent avec lenteur et tranquillité, et que leurs mouvemens critiques se disséminent moins.

Quant à l'origine de la petite vérole sur la vache, on ne la connait pas, et il est en effet peu important de la savoir (1). S'il est permis de faire une supposition, nous admettrons avec infiniment de probabilité, que, dans certains cantons et dans certaines circonstances favorables, par exemple au milieu de l'été, notre petite vérole aura été transmise à quelques jeunes vaches par des mains varioleuses occupées à les traire (2); car c'est à l'un des

(1) Depuis que ce morceau est rédigé, on a énoncé une opinion dans laquelle on attribue aux piqûres du *trifolium pratense purpureum*, la naissance du bouton vaccin sur le pis de la vache.

D'un autre côté, plusieurs médecins Anglais et Italiens ont toujours prétendu que l'humeur des eaux aux jambes des chevaux produisait le même effet que la vaccine, et préservait comme elle. Malgré que l'on ait annoncé dernièrement quelques résultats qui semblent conclure en faveur de cette assertion, il n'est pas moins vrai que les tentatives que l'on a faites jusqu'à ce jour à Paris même, n'ont eu aucun des effets qu'on attendait.

Quoi qu'il en soit de ces deux résultats, qui ont grandement besoin de confirmation, les faits positifs que je rapproche ici et les inductions resteront les mêmes.

(2) On pourrait éclaircir ce doute par une expérience facile, faite avec les mêmes circonstances.

trayons de ces animaux, que s'est toujours manifesté le bouton qui caractérise la petite vérole des vaches. C'est par la même voie, que les jeunes veaux, en tétant leurs mères, communiquent à celles-ci les aphtes qu'ils ont dans la bouche, et font naître de semblables boutons sur le pis de la vache. D'ailleurs, cet organe devient assez facilement un centre d'activité pour les virus intérieurs de certaines maladies. Dans la fièvre pestilentielle, le principe morbifique choisit quelquefois cette voie d'écoulement; il n'est pas rare alors que les vaches conservent ou recouvrent leur santé aux dépens de leurs veaux, à qui elles communiquent, avec leur lait, les germes de la maladie dont elles se sont ainsi délivrées. Au surplus, nous l'avons déjà dit, et l'histoire de toutes les épizooties en est une preuve, les éruptions des bêtes à cornes affectent les parties les plus glanduleuses et les moins recouvertes; il ne faut donc guère s'étonner que les mamelles des vaches soient la seule partie de leur corps, susceptible de donner naissance à l'exanthême varioleux. Jamais, en effet, l'on n'a observé autrement la petite vérole sur les bêtes à cornes; car nous nous garderons bien de donner ce nom à la fièvre éruptive, que certains médecins ont appelée la petite vérole des bœufs. C'est par une fausse analogie, et sur une faible ressemblance, qu'ils ont confondu une éruption critique qui dépend d'une maladie tout-à-fait différente.

Parmi les animaux susceptibles de contracter la petite vérole, il faut compter le chien, le singe et le lapin. On regarde aussi comme un signe de la clavelée sur les dindons et les oies, des tumeurs souvent très-grosses, qui leur surviennent à la tête ou au cou. Ces tumeurs s'abcèdent et font ordinairement périr l'animal.

Le claveau était connu dans le seizième siècle; un médecin de Montpellier en parle, dès ce tems-là, comme d'une peste qui faisait de fréquens ravages parmi les bêtes à laine.

Cependant, la première épizootie de ce genre qui se trouve circonstanciée, est celle de 1691, dont *Ramazzini* fait mention : il rapporte que cette année fut remarquable par sa chaleur et sa sécheresse, et que les bêtes à laine, auprès de Modène, furent presque toutes détruites par le claveau.

A Mansfeld, les petites véroles furent si communes, au commencement de l'hiver de

1698, que presque tous les animaux, les poules d'inde et les oies, en périrent.

Dans les quatre années 1746, 1754, 1761, 1762, la clavelée fut épizootique aux environs de Beauvais.

A Tubinge, elle se montra dans l'automne de 1762, sur un troupeau de cent quatre-vingt moutons : soixante furent attaqués, dix moururent ; les autres durent leur guérison autant à la nature qu'aux soins qu'on leur donna.

Elle règne à Crest, en Dauphiné, dans l'année 1773 ; plus de six mille moutons périssent.

En 1773 et 1774, clavelée épizootique à Bobigni, auprès de Paris. On vanta beaucoup l'usage intérieur du vinaigre aromatique.

En 1775, elle règne aux environs d'Aix, dans le tems même où la petite vérole était épidémique et meurtrière dans la ville et dans les faubourgs.

Durant une partie de l'automne et de l'hiver de 1786, elle règne à Rambouillet, sur un troupeau venu d'Espagne, qu'on tint constamment à la bergerie ; le troupeau avait gagné la maladie en route.

Pendant l'été de l'année suivante, 1787,

elle désole, en Beauce, un troupeau qui était employé à parquer, et qui avait toujours resté en plein air.

A la fin de l'hiver 1789, à Fontenai, en Brie, une meute de chiens flaira et pilla un mouton mort de la clavelée; dix-sept d'entre eux eurent la clavelée maligne; onze en moururent. Le valet qui les soigna, tomba aussi malade, et eut les mains et le visage couverts de pustules.

On l'observe, en 1795, dans quelques cantons près Abbeville et Montreuil-sur-mer.

L'année suivante, dans les départemens d'Eure-et-Loir, l'Aisne, la Seine-Inférieure, et le Pas-de-Calais.

Fièvre éruptive ou boutonneuse.

Ramazzini observe qu'à la suite de deux années froides et très-humides, il survint en 1690, au bétail, sur les cuisses, à la tête et au cou, des boutons qui faisaient perdre les yeux à la plupart de ceux qui devenaient malades. Ces boutons se desséchaient et s'en allaient en croûtes noires. La mortalité s'étendit jusque sur les vers à soie et les abeilles. Les porcs mouraient dans un état de suffocation.

Durant 1712, en Basse-Hongrie, dans un mois d'Août très-pluvieux, succédant à deux mois de sécheresse, il parut sur les bestiaux, et spécialement sur les bœufs, une épizootie grave, caractérisée par des pustules blanches remplies d'une humeur de mauvaise nature ; les animaux éprouvaient de l'oppression et rendaient une haleine et une bave fétides ; les voies de la digestion offrirent des traces d'une inflammation très-acrimonieuse. On trouvait, dans les forêts, les bêtes fauves mortes de la même maladie.

Ce fut, à ce qu'il me parait, une semblable fièvre qui fit périr quantité de bœufs et de chevaux, en Suisse, pendant l'année 1760. Elle laissait des traces de phlogoses et de suppuration dans les intestins et sur les poumons ; elle se jugeait souvent par des tumeurs vives au devant de la poitrine, aux mamelles ou aux parties de la génération : sur d'autres individus, il paraissait, dans l'habitude du corps, des furoncles avec des boutons semblables à ceux de la gale.

Dans cette dernière épizootie, de même que dans les maladies de 1690 et 1712, les boissons toniques, le kina, furent d'une utile application.

LA ROUGEOLE.

Il ne paraît pas que l'on ait observé la rougeole spontanée sur d'autres animaux que la brebis : ce genre d'exanthême passe, par communication, de l'homme à l'espèce des singes. On rapporte qu'un singe, couchant avec de jeunes filles qui avaient la rougeole, reçut d'elles cette maladie ; il éprouva les mêmes symptômes, et avec les mêmes intervalles : il fut traité de la même manière, et guérit. (Voyez *les Instructions sur les Maladies des Animaux domestiques.*)

FIÈVRE POURPREUSE.

Cette fièvre régna, dit-on, d'une manière très-contagieuse, en France, dans l'année 1515.

Ce genre a besoin d'être mieux et plus souvent observé, pour conserver une place parmi les fièvres épizootiques.

LA CRISTALLINE DES BREBIS, OU L'ÉRÉSIPÈLE SIMPLE.

L'érésipèle des brebis se manifeste par une phlogose de la peau, autour de la poitrine et du du ventre. Cette phlogose est par-tout accompagnée de cloches qui renferment une humeur âcre ; sa marche est promte et très-contagieuse.

L'ÉRÉSIPÈLE MALIN.

Ce que l'on appèle feu sacré des brebis, mal rouge et feu céleste, c'est-à-dire l'érésipèle malin, s'annonce par une rougeur très-vive qui acquiert une grande étendue, s'accompagne de beaucoup de fièvre et d'une chaleur brûlante. Le feu sacré est très-contagieux et d'un danger extrême ; il dégénère souvent en gangrène : le mal, alors, ne laisse plus d'espoir.

Si l'on se reporte à la constitution pestilentielle d'*Hippocrate*, on y trouve une épidémie du même caractère et aussi maligne. Mais, de nos jours, l'érésipèle gangréneux ne s'observe que très-rarement dans les maladies de l'espèce humaine, au moins dans nos climats.

PROPOSITIONS.

I. Les maladies épidémiques et épizootiques peuvent se rapporter à cinq genres de causes constatées, savoir : 1°. les qualités sensibles de l'air et ses vicissitudes ; 2°. la nature des lieux, lesquels se trouvent quelquefois tellement disposés, qu'ils produisent et entretiennent certaines infirmités, indépendamment de toute combinaison des saisons ; 3°. le vice des alimens et des boissons ; 4°. les erreurs du régime ; 5°. la contagion, qui souvent reproduit et propage seule des effets que les quatre causes précédentes n'avaient déterminés que sur un seul individu ou sur un petit nombre.

II. On trouve quelquefois deux animaux très-voisins par l'organisation, qui diffèrent beaucoup à d'autres égards. Le chameau est d'un tempérament chaud et sec, et se plaît dans les sables brûlans de l'Afrique : le lama est un animal pituiteux, qui habite les montagnes et les lieux humides de l'Amérique.

III. Tout animal qui a les membres longs et menus, est sujet à avoir le ventre libre. (*Aristote.*)

IV. L'hépatite est une maladie qu'on retrouve dans les poissons : il se forme des ulcères dans le foie de ces animaux et dans leurs autres organes. (*Lacépède.*)

V. Le cheval, le bœuf, le mouton, le loup, le chien, le renard, la loutre, la belette, la fouine, le putois, le loir, le rat, la taupe, la poule, beaucoup de poissons, et particulièrement le saumon et la tanche, sont sujets au tænia.

VI. Le bœuf, le cheval, le chien et la volaille, contractent la goutte.

VII. Les mêmes saisons et les mêmes degrés de chaud ou de froid ne conviennent pas à tous les animaux. (*Aristote.*)

VIII. En général, les animaux sont différens selon les climats. De même qu'il y a des pays qui ne produisent point du tout certains animaux; il y en a d'autres où certains animaux sont plus petits, ont plus de maladies et vivent moins. Quelquefois on remarque cette différence dans des lieux très-voisins. (*Idem.*)

IX. Tout quadrupède qui paît dans des cantons marécageux, a la chair moins bonne que celui qui paît dans des lieux élevés. (*Idem.*)

X. Les chèvres supportent le froid plus difficilement que les brebis.

XI. L'habitude devient souvent, pour les animaux, comme pour l'homme, une seconde nature. Les feuilles d'if tuent les solipèdes en peu d'heures; cependant elles se convertissent pour eux en aliment, si on les mêle en petite quantité à leur fourrage ordinaire, et qu'on les accoutume de longue main.

XII. Le chien, transporté vers l'équateur, y perd le lustre et la douceur de son poil : dans les pays glacés du Nord, il y perd la voix et l'odorat.

XIII. Dans la médecine vétérinaire, comme dans la médecine humaine, l'homme prudent et habile se défie des symptômes, et ne se décide que sur un grand nombre de signes réunis. Il faut souvent percer à travers les fausses apparences. Il faut aussi redouter ses propres préventions et les habitudes de son esprit. *Judicium difficile.*

www.ingramcontent.com/pod-product-compliance
Ingram Content Group UK Ltd.
Pitfield, Milton Keynes, MK11 3LW, UK
UKHW022007260726
13994UKWH00004B/1974

9 782329 364728